INTRODUCTION

Bienvenue dans le monde captivant de la gestion du syndrome d'activation des mastocytes à travers la nutrition. Ce livre vous emmènera dans un voyage éclairant, explorant les méandres d'un régime spécialement conçu pour apaiser les manifestations du syndrome d'activation des mastocytes (MCAS). Au fil des pages, nous plongerons dans les subtilités de cette condition complexe, mettant en lumière l'impact significatif que des choix alimentaires judicieux peuvent avoir sur la qualité de vie des personnes touchées.

Le syndrome d'activation des mastocytes, souvent méconnu, est caractérisé par une réponse immunitaire excessive des mastocytes, ces cellules essentielles du système immunitaire. Face à cette réalité médicale, ce livre se propose d'être votre guide détaillé vers un régime alimentaire stratégiquement élaboré. Grâce à une approche professionnelle et compréhensive, nous démystifierons les mystères de cette condition en mettant l'accent sur les choix alimentaires susceptibles de soulager les symptômes et d'améliorer la qualité de vie.

Chaque chapitre de cette œuvre a été soigneusement conçu pour fournir des informations claires et pratiques sur le régime du syndrome d'activation des mastocytes. Des conseils éclairés sur les aliments à privilégier, les pièges à éviter, et les stratégies nutritionnelles innovantes seront dévoilés, permettant ainsi aux lecteurs de prendre le contrôle de leur bien-être de manière éclairée et proactive.

En suivant ce périple à travers les délices de la nutrition, vous découvrirez comment chaque bouchée peut devenir une alliée dans la lutte contre les symptômes débilitants du MCAS. Accompagnés par des informations basées sur des données scientifiques solides et des conseils pratiques, vous serez équipés pour transformer votre alimentation en une arme puissante dans la gestion quotidienne de cette condition souvent déconcertante.

Préparez-vous à plonger dans un univers où la science et la gastronomie se rencontrent pour offrir une approche holistique et accessible à la gestion du syndrome d'activation des mastocytes. Ce livre aspire à être votre compagnon indispensable, offrant une source d'inspiration pour ceux qui cherchent à rétablir l'équilibre et à retrouver une vie épanouissante malgré les défis du MCAS. Bienvenue à bord de ce voyage passionnant vers une santé optimale par le biais d'une alimentation bienveillante et éclairée.

CHAPITRE UN

Démystification du Syndrome d'Activation des Mastocytes

Le Syndrome d'Activation des Mastocytes (MCAS) est une condition médicale relativement rare et complexe impliquant l'activation inappropriée des mastocytes, un type de cellule immunitaire dans le corps. Lorsqu'ils sont déclenchés, les mastocytes jouent un rôle crucial dans le système immunitaire en libérant diverses substances chimiques, dont les histamines. Ces substances initient des réactions allergiques et défendent le corps contre les agents pathogènes.

Chez les individus atteints de MCAS, les mastocytes deviennent excessivement sensibles et facilement activés, souvent en réponse à des déclencheurs apparemment inoffensifs. Cette activation excessive conduit à la libération d'une quantité excessive de ces substances chimiques, provoquant une large gamme de symptômes pouvant varier d'une personne à l'autre. Certains symptômes courants du MCAS comprennent :

1. **Problèmes cutanés :** Des éruptions cutanées, des urticaires, des démangeaisons, des rougeurs et un gonflement sont des symptômes cutanés courants.

2. **Problèmes gastro-intestinaux :** Des douleurs

abdominales, des diarrhées, des constipations, des nausées et des vomissements peuvent survenir.

3. **Problèmes respiratoires** : Sifflements, essoufflement et congestion nasale peuvent être présents.

4. **Symptômes cardiovasculaires** : Des symptômes cardiovasculaires peuvent survenir avec une fréquence cardiaque rapide, une pression artérielle basse et des palpitations.

5. **Symptômes neurologiques** : Confusion mentale, maux de tête et dysfonctionnement cognitif peuvent être ressentis.

6. **Symptômes musculo-squelettiques** : Douleurs articulaires et musculaires sont fréquentes.

7. **Fatigue** : De nombreux individus atteints de MCAS éprouvent une fatigue sévère et un malaise.

8. **Anaphylaxie** : Dans les cas graves, le MCAS peut entraîner des réactions allergiques potentiellement mortelles.

Il est important de noter que le MCAS est souvent un diagnostic d'exclusion, signifiant que d'autres causes potentielles des symptômes doivent être écartées avant un diagnostic définitif. La cause exacte du MCAS n'est pas entièrement comprise, mais elle peut impliquer des facteurs génétiques, des déclencheurs environnementaux, ou une combinaison des deux.

Gestion du MCAS : Une Approche Polyvalente

La gestion du Syndrome d'Activation des Mastocytes (MCAS) implique généralement une approche polyvalente pour assurer un contrôle efficace. Les aspects clés de cette gestion comprennent :

1. **Évitement des déclencheurs** : Identifier et éviter les déclencheurs de l'activation des mastocytes est essentiel pour la gestion du MCAS. Ces déclencheurs peuvent varier largement d'une personne à l'autre et peuvent inclure certains aliments, médicaments, facteurs environnementaux et stress.

2. **Médicaments** : Des antihistaminiques et des médicaments stabilisateurs des mastocytes, tels que le cromolyn sodium ou les inhibiteurs de leucotriènes, peuvent être prescrits pour aider à contrôler les symptômes.

3. **Changements alimentaires** : Certains individus atteints de MCAS bénéficient de modifications alimentaires, comme suivre un régime pauvre en histamine ou éviter des déclencheurs alimentaires spécifiques.

4. **Gestion du stress** : Réduire le stress grâce à des techniques de relaxation et des ajustements de style de vie peut être utile, car le stress peut exacerber les symptômes du MCAS.

5. **Traitements spécifiques aux symptômes** : Selon les symptômes prédominants, un professionnel de la santé peut recommander des médicaments ou des interventions supplémentaires.

Défis Physiques et Émotionnels de la Vie avec le MCAS

Vivre avec le Syndrome d'Activation des Mastocytes (MCAS) présente des défis physiques et émotionnels qui peuvent avoir un impact significatif sur la vie quotidienne. Ces défis varient d'une personne à l'autre mais incluent généralement les aspects suivants :

Défis Physiques :

1. **Symptômes Chroniques** : Le MCAS peut provoquer une large gamme de symptômes chroniques et imprévisibles tels que des éruptions cutanées, des problèmes gastro-intestinaux et des problèmes respiratoires. Ces symptômes peuvent être inconfortables, douloureux et épuisants, rendant difficile la participation aux activités quotidiennes.

2. **Restrictions Alimentaires** : De nombreux individus atteints de MCAS doivent suivre des restrictions alimentaires strictes pour éviter les aliments et substances déclencheurs. Cela peut être contraignant et limiter leurs choix alimentaires, entraînant des préoccupations nutritionnelles et une isolation sociale dans des situations impliquant de la nourriture.

3. **Gestion des Médicaments** : Gérer le MCAS nécessite souvent la prise de divers médicaments, dont des antihistaminiques et des stabilisateurs de mastocytes. Suivre les horaires de médication et faire face aux effets secondaires potentiels peut être physiquement éprouvant.

4. **Poussées Imprévisibles** : Les symptômes du MCAS peuvent surgir soudainement et

de manière imprévisible, rendant difficile la planification d'activités ou le maintien d'une routine. Cette incertitude peut être émotionnellement perturbante.

5. **Rendez-vous Médicaux** : Les personnes atteintes de MCAS doivent souvent consulter plusieurs spécialistes et subir fréquemment des tests médicaux et des évaluations. Cela peut être chronophage et financier.

Défis Émotionnels :

1. **Anxiété et Dépression** : La nature chronique du MCAS et l'imprévisibilité des poussées de symptômes peuvent entraîner une anxiété et une dépression accrues. L'inquiétude constante concernant les déclencheurs de symptômes et les réactions potentielles peut affecter le bien-être mental.

2. **Isolement Social** : Les restrictions alimentaires et la crainte des déclencheurs de symptômes peuvent conduire à l'isolement social. Éviter les rassemblements, les restaurants ou les événements où des déclencheurs potentiels peuvent être présents peut entraîner des sentiments de solitude et d'isolement.

3. **Stigmatisation et Incompréhension** : Le MCAS étant une condition relativement rare et mal comprise, cela peut susciter du scepticisme et de l'incompréhension de la part des autres. Cela peut entraîner des sentiments de frustration et d'isolement.

4. **Perte d'Indépendance** : Pour certains individus

atteints de MCAS sévère, la condition peut limiter leur capacité à travailler ou à participer à des activités qu'ils appréciaient autrefois. Cette perte d'indépendance peut entraîner des sentiments d'inadéquation et de frustration.

5. **Impact sur la Qualité de Vie** : L'impact global du MCAS sur la qualité de vie peut être considérable. Faire face à des symptômes constants et aux défis liés à la gestion de la condition peut réduire la qualité de vie.

6. **Stress Financier** : Les dépenses médicales liées au MCAS, y compris les visites chez le médecin, les médicaments et les régimes spécialisés, peuvent créer un stress financier pour les individus et leurs familles.

Les personnes atteintes de MCAS ont besoin non seulement de soins médicaux mais aussi de soutien émotionnel. Les groupes de soutien et la thérapie peuvent aider à aborder les défis émotionnels liés au MCAS. De plus, éduquer les amis, la famille et les collègues sur la condition peut améliorer la compréhension et réduire la stigmatisation.

Vivre avec le MCAS demande résilience, adaptabilité et un réseau de professionnels de la santé et de proches solidaires. Les personnes atteintes de MCAS doivent travailler en étroite collaboration avec leur équipe médicale pour élaborer un plan de gestion complet qui aborde les aspects physiques et émotionnels de la condition.

Symptômes et Causes du MCAS

Le Syndrome d'Activation des Mastocytes (MCAS) est une condition médicale complexe caractérisée par l'activation anormale et la libération de substances chimiques par les mastocytes dans le corps. Cette activation inappropriée peut entraîner une vaste gamme de symptômes. Comprendre les signes et les causes potentielles du MCAS est essentiel pour le diagnostic et la gestion :

Symptômes du MCAS :

1. **Symptômes Cutanés :** De nombreux individus atteints de MCAS présentent des symptômes liés à la peau, tels que des urticaires, des rougeurs, des démangeaisons et des rougeurs. Ces symptômes surviennent souvent soudainement et peuvent être déclenchés par divers facteurs.

2. **Symptômes Gastro-intestinaux :** Le MCAS peut entraîner des problèmes gastro-intestinaux tels que des douleurs abdominales, des diarrhées, des constipations, des nausées, des vomissements et même des crampes intestinales.

3. **Symptômes Respiratoires :** Des problèmes respiratoires tels que sifflements, essoufflements et congestion nasale peuvent survenir lors d'épisodes d'activation des mastocytes.

4. **Symptômes Cardiovasculaires :** Certains individus peuvent éprouver une fréquence cardiaque rapide (tachycardie), une pression artérielle basse (hypotension), des palpitations et même des évanouissements (syncope) en raison du MCAS.

5. **Symptômes Neurologiques :** Le MCAS peut affecter le système nerveux, entraînant une

confusion mentale, des maux de tête et des dysfonctionnements cognitifs. Certains individus peuvent ressentir de l'anxiété, de la dépression ou des sautes d'humeur.

6. **Symptômes Musculo-squelettiques** : Les douleurs articulaires et musculaires sont courantes chez les personnes atteintes de MCAS, et ces symptômes peuvent ressembler à ceux de l'arthrite ou de la fibromyalgie.

7. **Fatigue** : Une fatigue sévère et un malaise sont souvent rapportés par les personnes atteintes de MCAS, en particulier pendant et après les épisodes d'activation des mastocytes.

8. **Réactions Allergiques** : Dans certains cas, le MCAS peut entraîner des réactions allergiques graves, connues sous le nom d'anaphylaxie, une condition potentiellement mortelle caractérisée par un gonflement rapide, des difficultés respiratoires et une baisse de la pression artérielle.

Causes du MCAS :

La cause exacte du MCAS n'est pas entièrement comprise, mais plusieurs facteurs peuvent contribuer à son développement :

1. **Prédisposition Génétique** : Il peut y avoir une composante génétique au MCAS. Certains individus peuvent avoir hérité de mutations génétiques qui rendent leurs mastocytes plus susceptibles à l'activation.

2. **Déclencheurs Environnementaux** : Divers facteurs environnementaux tels que les

infections, le stress, les toxines et les allergènes peuvent déclencher l'activation des mastocytes chez des individus sensibles.

3. **Médicaments :** Certains médicaments peuvent déclencher le MCAS chez certaines personnes. Les anti-inflammatoires non stéroïdiens (AINS), les opioïdes et certains antibiotiques sont connus pour provoquer l'activation des mastocytes.

4. **Conditions Sous-jacentes :** Le MCAS peut être associé à d'autres conditions médicales sous-jacentes, telles que la mastocytose systémique, une affection rare caractérisée par une surproduction de mastocytes dans le corps.

5. **MCAS Idiopathique :** Dans certains cas, la cause du MCAS reste inconnue (idiopathique). Ces individus connaissent une activation des mastocytes sans déclencheur identifiable ou condition sous-jacente.

Approches de Traitement et de Gestion pour le MCAS

La gestion du Syndrome d'Activation des Mastocytes (MCAS) vise à réduire la fréquence et la gravité des épisodes d'activation des mastocytes et à soulager les symptômes associés. Voici différentes approches de traitement et de gestion pour le MCAS :

1. **Évitement des Déclencheurs :**

   ◦ **Identifier et éviter les déclencheurs :** Collaborez avec votre professionnel de la santé pour identifier des déclencheurs spécifiques qui provoquent l'activation des mastocytes, tels que certains aliments, médicaments, facteurs environnementaux et stress.

- **Modifications alimentaires** : Certains individus atteints de MCAS bénéficient de l'adoption d'un régime pauvre en histamine ou de l'élimination d'aliments spécifiques déclencheurs.

- **Contrôle environnemental** : Réduire l'exposition aux allergènes et irritants environnementaux, tels que le pollen, la poussière et les poils d'animaux, peut aider à minimiser les symptômes.

2. **Médicaments :**

- **Antihistaminiques** : Les antihistaminiques non sédatifs tels que la cétirizine (Zyrtec) et la loratadine (Claritin) sont couramment utilisés pour bloquer les récepteurs de l'histamine et réduire les symptômes.

- **Stabilisateurs des mastocytes** : Des médicaments tels que le cromolyn sodium peuvent aider à prévenir la libération excessive de substances chimiques par les mastocytes.

- **Inhibiteurs de leucotriènes** : Ces médicaments, tels que le montélukast (Singulair), ciblent les leucotriènes, un autre groupe de molécules inflammatoires.

- **Inhibiteurs de la pompe à protons (IPP) :** Les IPP tels que l'oméprazole (Prilosec) peuvent réduire la production d'acide gastrique, ce qui peut aider avec les symptômes gastro-intestinaux.

3. **Traitements spécifiques aux symptômes :**

   - En fonction des symptômes prédominants, des médicaments ou interventions supplémentaires peuvent être recommandés. Par exemple, des corticostéroïdes peuvent être prescrits pour des poussées graves, et des auto-injecteurs d'épinéphrine sont nécessaires pour les personnes à risque d'anaphylaxie.

4. **Modifications de Mode de Vie :**

   - **Gestion du stress :** Le stress peut aggraver les symptômes du MCAS, donc des techniques de réduction du stress comme la méditation, le yoga et les exercices de relaxation peuvent être bénéfiques.

   - **Activité physique :** Pratiquer régulièrement une activité physique modérée peut améliorer le bien-être global et réduire le stress.

   - **Hygiène du sommeil :** Accorder de l'importance à un sommeil de qualité peut aider à gérer la fatigue associée au MCAS.

5. **Thérapies de Soutien :**

   - **Kinésithérapie :** Pour les personnes présentant des symptômes musculo-squelettiques, la kinésithérapie peut contribuer à améliorer la fonction articulaire et musculaire.

   - **Soutien psychologique :** Un counseling ou une thérapie peut aider à aborder les défis émotionnels et psychologiques de la vie avec le MCAS.

   - **Groupes de soutien :** Rejoindre des groupes de soutien MCAS ou des communautés en ligne peut fournir des informations précieuses, de l'encouragement et un sentiment d'appartenance.

6. **Préparation aux Urgences :**

   - Les personnes atteintes de MCAS présentant un risque de réactions allergiques graves doivent avoir un plan d'action pour l'anaphylaxie et porter toujours des auto-injecteurs d'épinéphrine.

7. **Suivi Médical Régulier :**

   - Une surveillance constante et des suivis réguliers avec un professionnel de la santé compétent, tel qu'un allergologue, un immunologiste ou un spécialiste des mastocytes, sont cruciaux pour ajuster les plans de traitement au besoin.

8. **Traitements Expérimentaux :**

   - Dans certains cas, des traitements expérimentaux tels que des anticorps monoclonaux ciblant des médiateurs spécifiques des mastocytes peuvent être envisagés, mais ces traitements sont encore en phase d'investigation.

CHAPITRE DEUX

*L'Approche Diététique
pour le MCAS*

La nutrition joue un rôle crucial dans la gestion du Syndrome d'Activation des Mastocytes (MCAS), car certains aliments et choix alimentaires peuvent déclencher ou soulager les symptômes. Les principes nutritionnels essentiels pour les personnes atteintes de MCAS tournent autour de l'identification et de l'évitement des aliments déclencheurs tout en maintenant une alimentation équilibrée et nourrissante. Il est essentiel de prendre en compte les principes nutritionnels suivants pour la gestion du MCAS :

1. **Identifier les Aliments Déclencheurs :**

    ◦ **Travaillez en étroite collaboration avec un professionnel de la santé ou un nutritionniste connaissant le MCAS** pour aider à identifier des aliments spécifiques et des additifs déclencheurs de l'activation des mastocytes. Les déclencheurs peuvent varier d'une personne à l'autre, mais ils incluent souvent des aliments riches en histamine, des aliments libérant de l'histamine, et d'autres substances qui peuvent stimuler les mastocytes.

2. **Régime Pauvre en Histamine :**

   - **Envisagez de suivre un régime pauvre en histamine,** ce qui implique de limiter les aliments naturellement riches en histamine ou favorisant la libération d'histamine. Les aliments riches en histamine comprennent généralement les fromages vieillis, les aliments fermentés, les viandes transformées, certains légumes (par exemple, tomates, épinards), et les boissons alcoolisées.

   - **Privilégiez les aliments frais chaque fois que possible,** car les niveaux d'histamine ont tendance à augmenter dans les aliments avec le temps ou lorsqu'ils sont stockés.

3. **Aliments Riches en Histamine à Éviter :**

   - **Les aliments connus pour être riches en histamine ou contenant des composés libérant de l'histamine comprennent :**
     - Fromages vieillis
     - Aliments fermentés (par exemple, choucroute, yaourt)
     - Viandes transformées (par exemple, salami, pepperoni)

- Vinaigre et aliments contenant du vinaigre
- Alcool, en particulier le vin, le champagne et la bière
- Certains fruits (par exemple, agrumes, fraises)
- Certains légumes (par exemple, aubergine, épinards)
- Poissons en conserve ou fumés
- Restes (les niveaux d'histamine augmentent avec le temps)

4. **Aliments Frais et Entiers :**

   - **Mettons l'accent sur des aliments frais et entiers**, notamment des protéines maigres, des fruits, des légumes et des céréales. Ces aliments sont moins susceptibles de déclencher l'activation des mastocytes.

5. **Sources de Protéines Sûres :**

   - **Choisissez des sources de protéines moins susceptibles de déclencher des symptômes**, comme la volaille fraîche, le poisson et des coupes maigres de viande. Évitez les viandes transformées ou fumées, qui ont tendance à avoir des niveaux d'histamine plus élevés.

6. **Évitez les Additifs Alimentaires et Conservateurs :**

   - **Soyez prudent avec les additifs alimentaires et les conservateurs,** car beaucoup d'entre eux peuvent contenir ou déclencher la libération d'histamine. Lisez attentivement les étiquettes alimentaires et évitez les produits avec des additifs tels que le glutamate monosodique (MSG), les colorants artificiels et les arômes artificiels.

7. **Tenez un Journal Alimentaire :**

   - **Tenez un journal alimentaire détaillé** pour suivre votre régime et les symptômes associés. Cela peut aider vous et votre professionnel de la santé à identifier des déclencheurs spécifiques et à apporter les ajustements diététiques nécessaires.

8. **Restez Hydraté :**

   - **L'hydratation adéquate est importante.** Buvez beaucoup d'eau pour aider à éliminer les histamines et maintenir une santé globale.

9. **Approche Individualisée :**

   - **La gestion du MCAS est hautement individualisée.** Ce qui fonctionne pour une personne peut ne pas fonctionner pour une autre. Soyez patient et prêt à modifier votre régime en fonction de vos expériences et symptômes.

Régime MCAS et Autres Régimes Alimentaires

Le régime du Syndrome d'Activation des Mastocytes (MCAS) se distingue de plusieurs manières des autres régimes alimentaires, principalement parce qu'il est spécifiquement conçu pour répondre aux besoins uniques et aux déclencheurs associés au MCAS :

1. **Déclencheurs Ciblés des Mastocytes :**

   - **Le régime MCAS vise à identifier et à éviter les aliments et substances qui déclenchent l'activation des mastocytes.** Il se concentre sur la réduction des aliments riches en histamine, des aliments libérant de l'histamine, et d'autres déclencheurs potentiels spécifiques au MCAS. Ce niveau de spécificité n'est généralement pas présent dans d'autres plans alimentaires.

2. **Emphase sur les Aliments Pauvres en Histamine :**

   - **L'un des principes centraux du régime MCAS est l'importance accordée aux aliments pauvres en histamine.** L'histamine est un médiateur crucial libéré par les mastocytes, et les personnes atteintes de MCAS sont souvent sensibles à l'histamine. Par conséquent, le régime privilégie les aliments avec une teneur plus faible en histamine, ce qui peut ne pas être une préoccupation majeure dans d'autres régimes alimentaires.

3. **Personnalisation :**

   - **Le régime MCAS est hautement individualisé.** Il demande aux individus d'identifier leurs aliments déclencheurs par une observation attentive et souvent un processus d'essai-erreur. D'autres régimes alimentaires peuvent avoir des lignes directrices plus standardisées pour une population plus large.

4. **Évitement de Déclencheurs Spécifiques :**

   - **En plus de l'histamine, le régime MCAS cible d'autres déclencheurs des mastocytes,** tels que certains additifs alimentaires et conservateurs, qui peuvent ne pas être une préoccupation principale dans d'autres régimes.

5. **Nutrition Équilibrée :**

   - **Bien que le régime MCAS restreigne certains aliments, il met toujours l'accent sur l'importance de maintenir un régime équilibré qui répond aux besoins nutritionnels.** L'objectif est d'éviter les aliments déclencheurs tout en assurant une prise adéquate de nutriments essentiels.

6. **Focus Non-Allergique :**

   - **Contrairement aux régimes conçus pour gérer les allergies, le régime MCAS ne se concentre pas uniquement sur les allergènes courants tels que les arachides ou les fruits de mer.** Il aborde plutôt un éventail plus large de déclencheurs d'activation des mastocytes.

7. **Gestion Complexes des Symptômes :**

   - **Le MCAS se manifeste souvent avec de nombreux symptômes au-delà des simples réactions allergiques,** y compris des symptômes gastro-intestinaux et neurologiques. Le régime MCAS prend en compte ces symptômes divers lors de la formulation de recommandations alimentaires.

8. **Variété Alimentaire :**

   - **Le régime MCAS encourage la variété alimentaire pour minimiser le risque de développer de nouvelles sensibilités.** Bien que certains aliments puissent devoir être éliminés ou réduits, il est important de continuer à profiter d'une gamme variée d'aliments bien tolérés.

9. **Suivi Continu :**

   - **Les personnes suivant le**

régime MCAS doivent tenir des journaux alimentaires détaillés et évaluer régulièrement leurs choix alimentaires et leurs réponses symptomatiques. Ce suivi continu est essentiel pour ajuster finement le régime.

Aliments Pauvres en Histamine pour la Gestion du MCAS

Les aliments pauvres en histamine jouent un rôle crucial dans la gestion du Syndrome d'Activation des Mastocytes (MCAS) en aidant à réduire la fréquence et la gravité des épisodes d'activation des mastocytes et des symptômes associés.

Réduction de la Gravité des Symptômes : Les aliments pauvres en histamine ont moins de chances de déclencher l'activation des mastocytes et la libération d'histamine, un médiateur de l'inflammation et des réponses allergiques. En consommant ces aliments, les personnes atteintes de MCAS peuvent ressentir une diminution de la gravité des symptômes, y compris des éruptions cutanées, des problèmes gastro-intestinaux et des troubles respiratoires.

Minimisation des Poussées : Les aliments pauvres en histamine ont moins de chances de provoquer des poussées ou d'exacerber les symptômes existants. Cela est particulièrement important pour les personnes atteintes de MCAS, car les déclencheurs de symptômes peuvent être imprévisibles et entraîner des réactions aiguës et pénibles.

Amélioration de la Qualité de Vie : Les personnes atteintes de MCAS peuvent souvent améliorer leur qualité de vie globale en intégrant un régime riche en aliments pauvres en histamine. Cela comprend un meilleur contrôle de leurs symptômes, un inconfort réduit et une augmentation des niveaux d'énergie.

Nutrition Équilibrée : Les aliments pauvres en histamine peuvent toujours fournir des nutriments essentiels et contribuer à un régime équilibré. Ces aliments peuvent inclure des viandes fraîches, de la volaille, certains fruits et légumes, des céréales sans gluten et des alternatives laitières. Les personnes atteintes de MCAS doivent maintenir un régime qui répond à leurs besoins nutritionnels tout en minimisant les déclencheurs de symptômes.

Approche Individualisée : L'impact des aliments pauvres en histamine est hautement individualisé. Ce qui est bien toléré par une personne atteinte de MCAS peut ne pas l'être par une autre. Par conséquent, les individus doivent personnaliser leur régime en fonction de leurs tolérances spécifiques et de leurs déclencheurs alimentaires.

Soulagement des Symptômes Gastro-Intestinaux : De nombreuses personnes atteintes de MCAS présentent des symptômes gastro-intestinaux tels que des douleurs abdominales, des diarrhées et des nausées. Les aliments pauvres en histamine, en particulier les options fraîches et peu transformées, peuvent aider à soulager ces symptômes.

Simplification du Suivi des Symptômes : Un régime axé sur les aliments pauvres en histamine peut simplifier le processus de suivi des symptômes et d'identification des déclencheurs alimentaires. Lorsque les individus ont une gamme plus limitée de déclencheurs potentiels, il devient plus facile d'identifier et d'éviter les aliments problématiques.

Recommandations Alimentaires pour le MCAS

L'alimentation joue un rôle crucial dans la gestion des symptômes du Syndrome d'Activation des Mastocytes (MCAS). Les modifications alimentaires peuvent aider à réduire la gravité des symptômes et améliorer la qualité de vie des personnes atteintes de MCAS. Voici quelques recommandations alimentaires générales à prendre en compte lors de la gestion du MCAS :

1. **Aliments Pauvres en Histamine :**
   - Mettez l'accent sur les aliments ayant une teneur réduite en histamine, un déclencheur crucial de l'activation des mastocytes dans le MCAS.
   - Incluez des viandes et volailles fraîches et non transformées.
   - Choisissez du poisson frais (évitez le poisson fumé ou vieilli).
   - Optez pour des fruits frais (à l'exception de ceux riches en histamine tels que les agrumes et les fraises).
   - Privilégiez les légumes frais (évitez les variétés riches en histamine comme les tomates et les épinards).
   - Intégrez des céréales sans gluten (ex. : riz, quinoa).

2. **Choix Frais et Minimement Transformés :**
   - Privilégiez les aliments frais et peu transformés pour réduire

la consommation d'histamine et d'autres déclencheurs potentiels. La fraîcheur est essentielle, car les niveaux d'histamine augmentent avec le vieillissement des aliments ou leur stockage.

3. **Sources de Protéines :**

   - Optez pour des sources de protéines maigres comme la volaille fraîche, le poisson et les viandes maigres. Évitez les viandes transformées ou fumées, qui peuvent avoir des niveaux d'histamine plus élevés.

4. **Alternatives Laitières :**

   - Si les produits laitiers déclenchent des symptômes, envisagez des alternatives comme le lait d'amande, le lait de coco ou le lait de riz.

5. **Cuisson et Préparation :**

   - La cuisson peut contribuer à réduire les niveaux d'histamine dans certains aliments. Cuisez légèrement les légumes et les viandes à la vapeur pour les rendre plus tolérables.

Exemple de Plans de Repas et Recettes pour les Personnes atteintes de MCAS

Élaborer un plan de repas type pour les personnes atteintes du Syndrome d'Activation des Mastocytes (MCAS) implique de choisir des aliments pauvres en histamine et d'éviter les déclencheurs connus. Rappelez-vous que les déclencheurs du MCAS peuvent varier d'une personne à l'autre, il est donc essentiel de personnaliser votre plan alimentaire en fonction de vos tolérances spécifiques et de vos préférences. Voici un exemple de plan de repas d'une semaine avec des recettes pour vous aider à démarrer :

Jour 1 :

- **Petit-déjeuner** : Œufs brouillés avec des épinards frais et une tranche de melon.
- **Déjeuner** : Blanc de poulet grillé avec des carottes vapeur et du quinoa.
- **Dîner** : Saumon au four avec des courgettes rôties et une salade verte variée (assaisonnement faible en histamine : huile d'olive, jus de citron, sel et poivre).

Jour 2 :

- **Petit-déjeuner** : Porridge à base de flocons d'avoine sans gluten, lait d'amande et fraises tranchées.
- **Déjeuner** : Wrap de dinde et avocat avec des rondelles de concombre.
- **Dîner** : Cuisse de poulet au four avec purée de patates douces et haricots verts vapeur.

Jour 3 :

- **Petit-déjeuner** : Yaourt grec (ou une alternative sans produits laitiers), myrtilles fraîches et un filet de miel (si toléré).
- **Déjeuner** : Salade de quinoa avec des dés de concombre, des poivrons rouges et du persil frais. Assaisonnez avec de l'huile d'olive et du jus de citron.
- **Dîner** : Crevettes grillées avec du riz complet et

du brocoli vapeur.

Jour 4 :

- **Petit-déjeuner :** Smoothie à la banane fraîche, lait d'amande et une cuillerée de beurre d'amande.

- **Déjeuner :** Salade de thon (utilisez du thon en conserve dans l'eau) avec des feuilles de salade mixte et une vinaigrette faible en histamine.

- **Dîner :** Filet de dinde rôti avec purée de pommes de terre (utilisez un substitut de beurre sans produits laitiers) et asperges sautées.

Jour 5 :

- **Petit-déjeuner :** Pommes tranchées avec du beurre d'amande et une pincée de cannelle.

- **Déjeuner :** Salade verte mixte avec du poulet grillé, des tomates cerises et une vinaigrette faite maison faible en histamine (huile d'olive, vinaigre de cidre, sel et poivre).

- **Dîner :** Morue au four avec du quinoa et des épinards sautés.

Jour 6 :

- **Petit-déjeuner :** Œufs brouillés avec des dés de poivron et une tranche de kiwi.

- **Déjeuner :** Wrap de dinde et avocat avec des tortillas sans gluten et des bâtonnets de carotte.

- **Dîner :** Tofu sauté avec du brocoli, des poivrons et de la sauce tamari sans gluten.

Jour 7 :

- **Petit-déjeuner :** Smoothie aux fraises fraîches,

ananas et lait de coco.

- **Déjeuner** : Soupe de lentilles (assurez-vous qu'elle est exempte d'ingrédients riches en histamine) avec des feuilles vertes.

- **Dîner** : Côtelettes de porc grillées avec du quinoa et de la courge butternut rôtie.

N'oubliez pas d'ajuster les portions et les ingrédients en fonction de vos tolérances et préférences individuelles. Lors de la préparation des repas, utilisez des ingrédients frais, évitez les aliments riches en histamine et minimisez l'utilisation d'aliments transformés ou emballés. Tenez un journal alimentaire pour suivre vos réponses à différents aliments et ajuster votre plan alimentaire en conséquence.

CHAPITRE TROIS

Recettes et Directives pour
le Régime MCAS

Recettes de Petit-déjeuner :

Recette : Omelette aux Épinards Frais et Herbes
Ingrédients :

- 2 gros œufs
- 1/4 tasse de feuilles d'épinards frais, hachées
- 1 cuillère à soupe d'herbes fraîches (par exemple, persil, ciboulette ou basilic), finement hachées
- 1 cuillère à soupe de fromage faible en histamine (optionnel)
- Sel et poivre selon le goût
- 1 cuillère à café d'huile d'olive ou de beurre non laitier pour la cuisson

Instructions :

1. **Préparer les Ingrédients :**

   - Casser les œufs dans un bol et les battre ensemble jusqu'à ce qu'ils soient bien mélangés.
   - Hacher finement les feuilles

d'épinards frais et les herbes.

- Si vous choisissez d'utiliser du fromage, le râper ou l'émietter et le mettre de côté.

2. **Assaisonner les Œufs :**

- Assaisonner les œufs battus avec une pincée de sel et une pincée de poivre. Bien mélanger.

3. **Chauffer la Poêle :**

- Placer une poêle antiadhésive sur feu moyen-doux et ajouter l'huile d'olive ou le beurre non laitier. Laisser fondre et bien enrober le fond de la poêle.

4. **Cuisiner l'Omelette :**

- Verser les œufs assaisonnés dans la poêle préchauffée, en veillant à une répartition uniforme sur toute la poêle.

- Laisser les œufs cuire sans les déranger pendant environ 1 à 2 minutes ou jusqu'à ce que les bords commencent à prendre.

5. **Ajouter les Épinards et les Herbes :**

- Saupoudrer uniformément les épinards hachés et les herbes sur la moitié de l'omelette.

6. **Option Fromage :**

- Si vous utilisez du fromage faible en histamine, saupoudrer sur les épinards et les herbes.

7. **Plier l'Omelette :**

   - À l'aide d'une spatule, replier doucement l'autre moitié de l'omelette sur le côté avec les épinards, les herbes et le fromage (si utilisé).

8. **Terminer la Cuisson :**

   - Continuer la cuisson pendant encore 1 à 2 minutes jusqu'à ce que l'omelette soit bien cuite mais pas surcuite. Elle devrait avoir une légère teinte dorée à l'extérieur.

9. **Servir :**

   - Glisser l'omelette sur une assiette et servir immédiatement. Vous pouvez la garnir d'herbes fraîches supplémentaires si vous le souhaitez.

Informations Nutritionnelles (Approximatives) :

- Calories : 220 kcal
- Protéines : 14g
- Glucides : 1g
- Lipides : 17g
- Lipides Saturés : 5g
- Cholestérol : 380mg
- Sodium : 240mg
- Fibres : 0,5g
- Sucres : 0g

Notes :

- Cette omelette est non seulement faible en histamine, mais aussi une excellente source de protéines, de vitamines essentielles et de minéraux.

- Personnalisez votre omelette en ajoutant d'autres légumes ou herbes faibles en histamine que vous aimez.

- Soyez prudent dans le choix du fromage si vous choisissez d'en inclure ; certaines options faibles en histamine incluent la mozzarella et certains fromages de chèvre.

- Ajustez le sel et le poivre selon vos préférences.

- Servez avec des fruits frais ou du pain sans gluten pour un petit-déjeuner équilibré.

Recette : Bol de Petit-déjeuner au Quinoa

Ingrédients :

- 1/2 tasse de quinoa, rincé et égoutté
- 1 tasse d'eau
- 1 banane mûre, tranchée
- 1 cuillère à soupe de miel (ou substituer par du sirop d'érable pour une option faible en histamine)
- Baies fraîches (par exemple, fraises, myrtilles) pour garnir
- Noix hachées (par exemple, amandes ou noix) pour la garniture (optionnel)

- Lait d'amande non sucré ou lait non laitier de votre choix (optionnel)

Instructions :

1. **Rincer et Égoutter le Quinoa :**

   - Placer le quinoa dans une passoire à mailles fines et le rincer abondamment à l'eau froide courante. Cela permet d'éliminer toute amertume du quinoa.

2. **Cuire le Quinoa :**

   - Dans une petite casserole, combiner le quinoa rincé et 1 tasse d'eau. Porter à ébullition à feu moyen-élevé.

3. **Laisser Simmer le Quinoa :**

   - Une fois à ébullition, réduire le feu à doux, couvrir la casserole avec un couvercle et laisser mijoter le quinoa pendant environ 15 minutes ou jusqu'à ce qu'il soit tendre et que l'eau soit absorbée.

4. **Égrener le Quinoa :**

   - Retirer la casserole du feu et laisser reposer, couverte, pendant 5 minutes. Ensuite, utiliser une fourchette pour égrener le quinoa.

5. **Assembler le Bol de Petit-déjeuner :**

   - Spoon le quinoa cuit dans un bol.
   - Garnir le quinoa de tranches de banane.

6. **Arroser de Miel (ou de Sirop d'Érable) :**
   - Arroser le miel (ou le sirop d'érable pour une option faible en histamine) sur la banane et le quinoa.

7. **Ajouter des Baies Fraîches :**
   - Disperser des baies fraîches, comme des fraises et des myrtilles tranchées, sur le dessus.

8. **Garnir de Noix (Optionnel) :**
   - Si vous le souhaitez, saupoudrer des noix hachées (par exemple, amandes ou noix) par-dessus pour une texture et une saveur supplémentaires.

9. **Lait d'Amande Optionnel :**
   - Si désiré, vous pouvez verser une petite quantité de lait d'amande non sucré ou de votre lait non laitier préféré sur le bol pour plus de crémeux.

10. **Servir :**
    - Servir votre bol de petit-déjeuner au quinoa immédiatement tant qu'il est encore chaud.

Informations Nutritionnelles (Approximatives) :

- Calories : 350 kcal
- Protéines : 6g
- Glucides : 72g
- Fibres Alimentaires : 7g
- Sucres : 22g

- Lipides : 5g
- Lipides Saturés : 0,5g
- Cholestérol : 0mg
- Sodium : 5mg
- Potassium : 500mg

Notes :

- Le quinoa est une excellente source de protéines, de fibres et de nutriments essentiels, en faisant un excellent choix pour un petit-déjeuner nutritif.

- Personnalisez votre bol de petit-déjeuner avec vos fruits, noix et édulcorants préférés tout en respectant vos restrictions alimentaires.

- Si vous utilisez du miel, assurez-vous qu'il est local et brut pour des bénéfices potentiels pour la santé supplémentaires.

- Ajustez la douceur selon vos préférences en variant la quantité de miel ou de sirop d'érable utilisée.

- Cette recette est sans gluten et sans produits laitiers, adaptée à de nombreux besoins alimentaires, y compris ceux qui suivent un régime faible en histamine.

Recette : Pudding de Chia au Lait de Coco

Ingrédients :

- 1/4 tasse de graines de chia
- 1 tasse de lait de coco en conserve (riche en

matières grasses pour la crémosité)

- 1 cuillère à soupe de sirop d'érable (ajuster selon le goût)
- 1/2 cuillère à café d'extrait de vanille
- Baies fraîches (par exemple, fraises, myrtilles, framboises) pour la garniture
- Feuilles de menthe fraîche pour la décoration (optionnel)

Instructions :

1. **Mélanger les Graines de Chia et le Lait de Coco :**
   - Dans un bol, mélanger les graines de chia et le lait de coco en conserve. Remuer bien pour assurer une répartition uniforme des graines de chia.

2. **Ajouter l'Édulcorant et la Vanille :**
   - Incorporer le sirop d'érable (ajuster selon votre niveau de douceur préféré) et l'extrait de vanille. Continuer à mélanger jusqu'à ce que tous les ingrédients soient bien incorporés.

3. **Réfrigérer et Laisser Reposer :**
   - Couvrir le bol avec du film plastique ou un couvercle et le réfrigérer pendant au moins 4 heures ou toute la nuit. Pendant ce temps, les graines de chia absorberont le liquide et épaissiront, créant une consistance semblable à un pudding.

4. **Remuer Avant de Servir :**

   ◦ Avant de servir, remuer bien le pudding de chia pour répartir uniformément les graines de chia éventuellement tombées au fond.

5. **Assembler les Bols de Pudding de Chia :**

   ◦ Spoon le pudding de chia dans des bols ou des verres de service.

6. **Ajouter des Baies Fraîches :**

   ◦ Disposer des baies fraîches, comme des fraises tranchées, des myrtilles et des framboises, sur le dessus du pudding de chia.

7. **Décorer avec de la Menthe (Optionnel) :**

   ◦ Pour une touche supplémentaire de fraîcheur, garnir de feuilles de menthe fraîche.

8. **Servir :**

   ◦ Servir votre pudding de chia au lait de coco immédiatement en tant que dessert délicieux et sans produits laitiers ou petit-déjeuner.

Informations Nutritionnelles (Approximatives) :

- Calories : 350 kcal

- Protéines : 6g

- Glucides : 27g

- Fibres Alimentaires : 11g

- Sucres : 7g

- Lipides : 26g
- Lipides Saturés : 20g
- Cholestérol : 0mg
- Sodium : 20mg
- Potassium : 300mg

Recette : Œufs Brouillés aux Asperges

Ingrédients :

- 2 gros œufs
- 6 à 8 pointes d'asperges, extrémités dures coupées
- 1 cuillère à soupe d'huile d'olive ou de beurre
- Sel et poivre selon le goût
- Fromage Parmesan fraîchement râpé (optionnel, pour la garniture)
- Herbes fraîches hachées (par exemple, ciboulette ou persil) pour la garniture (optionnel)

Instructions :

1. **Préparer les Asperges :**
   - Laver les pointes d'asperges et couper les extrémités dures. Vous pouvez casser les extrémités en les pliant, elles se casseront naturellement au bon endroit.

2. **Cuire à la Vapeur les Asperges :**
   - Remplir une poêle d'environ un pouce d'eau et porter à ébullition.

Placer un panier vapeur ou une passoire résistante à la chaleur sur la poêle.

- Ajouter les asperges au panier vapeur, couvrir et cuire à la vapeur pendant 3 à 4 minutes ou jusqu'à ce que les asperges soient tendres mais conservent encore une légère croissance. Retirer du feu et réserver.

3. **Battre les Œufs :**

- Dans un bol, battre les œufs jusqu'à ce qu'ils soient bien battus. Assaisonner avec une pincée de sel et une pincée de poivre.

4. **Chauffer l'Huile ou le Beurre :**

- Dans une poêle antiadhésive, chauffer l'huile d'olive ou le beurre à feu moyen jusqu'à ce qu'il soit chaud mais non fumant.

5. **Brouiller les Œufs :**

- Verser les œufs battus dans la poêle. Laissez-les cuire sans les déranger pendant quelques secondes jusqu'à ce qu'ils commencent à prendre sur les bords.

6. **Remuer Délicatement :**

- À l'aide d'une spatule, remuer délicatement et brouiller les œufs. Continuez à cuire en remuant de temps en temps jusqu'à ce qu'ils atteignent le niveau de cuisson désiré. Pour des œufs brouillés crémeux, retirez-les du feu juste avant qu'ils ne soient entièrement pris, car ils continueront à cuire grâce à la chaleur résiduelle.

7. **Dresser les Œufs et les Asperges :**

   - Disposer les œufs brouillés sur une assiette.
   - Placer les pointes d'asperges cuites à la vapeur à côté des œufs.

8. **Garniture Optionnelle :**

   - Si vous le souhaitez, saupoudrer de fromage Parmesan fraîchement râpé et d'herbes hachées sur les œufs et les asperges.

9. **Servir :**

   - Servir vos œufs brouillés aux asperges immédiatement en tant que petit-déjeuner ou brunch complet et satisfaisant.

Informations Nutritionnelles (Approximatives) :

- Calories : 250 kcal
- Protéines : 14g
- Glucides : 6g
- Fibres Alimentaires : 3g
- Sucres : 2g
- Lipides : 20g
- Lipides Saturés : 5g
- Cholestérol : 360mg

- Sodium : 150mg
- Potassium : 320mg

Recette : Bol de Smoothie Faible en Histamine

Ingrédients : *Pour la Base du Smoothie :*

- 1 banane mûre, congelée
- 1 tasse de feuilles d'épinards frais
- 1/2 concombre, pelé et tranché
- 1/2 tasse de lait d'amande (ou autre lait végétal)
- 1 cuillère à soupe de sirop d'érable (ou substitut de miel pour une option non végétalienne)
- 1/2 cuillère à café d'extrait de vanille (en option)
- Glaçons (en option, pour une texture plus épaisse)

Pour les Garnitures (en option, à choisir selon vos tolérances) :

- Banane tranchée
- Baies fraîches (par exemple, myrtilles, fraises)
- Amandes ou noix hachées
- Graines de chia
- Flocons de noix de coco non sucrés
- Feuilles de menthe fraîche pour la garniture

Instructions :

1. **Préparer la Base du Smoothie :**
   - Dans un mixeur, mélanger la banane congelée, les épinards frais, le concombre tranché, le lait d'amande,

le sirop d'érable (ou le miel), et l'extrait de vanille (si utilisé).

2. **Mixer Jusqu'à Obtention d'une Consistance Lisse :**

   - Mixer tous les ingrédients jusqu'à obtenir une consistance lisse et crémeuse. Si vous préférez une texture plus épaisse, vous pouvez ajouter une poignée de glaçons et mixer à nouveau jusqu'à incorporation complète.

3. **Goûter et Ajuster :**

   - Goûter le smoothie pour la douceur. Selon vos préférences, vous pouvez ajouter plus de sirop d'érable (ou de miel) si nécessaire. Mixer brièvement pour bien mélanger.

4. **Verser dans un Bol :**

   - Verser le smoothie dans un bol.

5. **Ajouter les Garnitures :**

   - Décorez votre bol de smoothie faible en histamine avec vos garnitures préférées. La banane tranchée, les baies fraîches, les noix hachées, les graines de chia et les flocons de noix de coco fonctionnent bien.

6. **Garnir de Menthe Fraîche (Optionnel) :**

   - Pour une explosion de fraîcheur supplémentaire, garnissez le bol de feuilles de menthe fraîche.

7. **Servir :**

- Servez votre bol de smoothie faible en histamine immédiatement pour un petit-déjeuner ou une collation rafraîchissante et nutritive.

Informations Nutritionnelles (Approximatives) :

- Calories : 300 kcal
- Protéines : 5g
- Glucides : 63g
- Fibres Alimentaires : 9g
- Sucres : 33g
- Lipides : 7g
- Lipides Saturés : 1g
- Cholestérol : 0mg
- Sodium : 180mg
- Potassium : 800mg

Recettes de Déjeuner : Recette : Wraps au Poulet et aux Légumes dans des Feuilles de Laitue

Ingrédients : *Pour la Garniture :*

- 1 livre de poulet haché
- 1 cuillère à soupe d'huile d'olive
- 1/2 tasse de courgettes hachées
- 1/2 tasse de carottes hachées
- 1/2 tasse de poivrons hachés (choisissez des couleurs à faible teneur en histamine)
- 2 gousses d'ail, hachées

- 1 cuillère à café de gingembre frais râpé
- Sel et poivre selon le goût
- 2 à 3 cuillères à soupe de sauce soja à faible teneur en sodium ou de tamari (vérifiez la teneur en histamine)
- 1 cuillère à soupe de feuilles de coriandre fraîche, hachée (en option, pour la garniture)

Pour les Wraps :

- Grandes feuilles de laitue robustes (par exemple, iceberg, laitue beurre ou romaine)

Instructions :

1. **Préparer les Légumes :**

   - Lavez et hachez les courgettes, les carottes et les poivrons en petits morceaux uniformes. Mettez-les de côté.

2. **Cuire le Poulet Haché :**

   - Dans une grande poêle ou un wok, chauffez l'huile d'olive à feu moyen-élevé. Ajoutez le poulet haché et faites-le cuire en le défaisant avec une spatule jusqu'à ce qu'il soit doré et bien cuit, environ 5 à 7 minutes.

3. **Ajouter les Légumes :**

   - Ajoutez les courgettes, les carottes et les poivrons hachés à la poêle avec le poulet. Faites sauter pendant environ 3 à 4 minutes, ou jusqu'à ce que les légumes commencent à ramollir.

4. **Ajouter l'Ail et le Gingembre :**

   - Incorporez l'ail haché et le gingembre râpé. Faites sauter pendant une minute supplémentaire jusqu'à ce que cela dégage un parfum agréable.

5. **Assaisonner et Sauce :**

   - Assaisonnez le mélange avec du sel et du poivre selon votre goût. Ensuite, versez 2 à 3 cuillères à soupe de sauce soja à faible teneur en sodium ou de tamari (assurez-vous qu'il est à faible teneur en histamine) sur le poulet et les légumes. Remuez bien pour combiner et laissez cuire pendant 2 minutes supplémentaires.

6. **Vérifier la Cuisson :**

   - Goûtez la garniture pour vous assurer que les saveurs sont bien équilibrées. Ajustez l'assaisonnement ou la sauce soja si nécessaire.

7. **Garnir (Optionnel) :**

   - Si désiré, saupoudrez les feuilles de coriandre fraîche sur la garniture pour ajouter de la saveur et de la fraîcheur.

8. **Assembler les Wraps dans les Feuilles de Laitue :**

   - Séparez soigneusement de grandes feuilles de laitue robustes et lavez-les. Tamponnez-les avec un torchon de cuisine propre pour les sécher.

9. **Spoon the Filling:**

  - À l'aide d'une cuillère, déposez une généreuse portion du mélange de poulet et de légumes dans chaque feuille de laitue.

10. **Envelopper et Servir :**

- Pliez les côtés de la feuille de laitue sur la garniture, créant un wrap ou un emballage de style burrito.

11. **Servir :**

- Servez vos wraps au poulet et aux légumes dans des feuilles de laitue immédiatement comme un repas savoureux et faible en histamine.

Informations Nutritionnelles (Approximatives, par portion, sans les feuilles de laitue) :

- Calories : 240 kcal
- Protéines : 23g
- Glucides : 10g
- Fibres Alimentaires : 2g
- Sucres : 4g
- Lipides : 12g
- Lipides

Recette : Soupe de Lentilles aux Poivrons Rouges Rôtis

Ingrédients :

- 4 poivrons rouges

- 1 tasse de lentilles rouges, rincées et égouttées
- 1 oignon moyen, haché
- 2 gousses d'ail, hachées
- 1 cuillère à soupe d'huile d'olive
- 4 tasses de bouillon de légumes à faible teneur en histamine
- 1 cuillère à café de cumin moulu
- 1/2 cuillère à café de coriandre moulue
- Sel et poivre selon le goût
- Feuilles de basilic frais pour la garniture (en option)

Instructions :

1. **Rôtir les Poivrons Rouges :**

   - Préchauffez votre four à 200°C (400°F).

   - Placez les poivrons rouges entiers sur une plaque de cuisson et faites-les rôtir au four préchauffé pendant environ 30 à 35 minutes, ou jusqu'à ce que la peau soit noircie et cloquée. Tournez-les de temps en temps pour une cuisson uniforme.

2. **Cuire à la Vapeur et Peler les Poivrons :**

   - Retirez les poivrons rôtis du four et placez-les dans un bol résistant à la chaleur. Couvrez le bol de film plastique ou d'un couvercle et laissez-les cuire à la vapeur pendant environ 15 minutes. Cela facilitera le pelage de la peau.

- ◦ Après la cuisson à la vapeur, pelez délicatement la peau carbonisée des poivrons, retirez les graines et hachez grossièrement la chair. Mettez de côté.

3. **Faire Revenir l'Oignon et l'Ail :**

   - ◦ Dans une grande marmite ou une cocotte, chauffez l'huile d'olive à feu moyen. Ajoutez l'oignon haché et l'ail haché. Faites revenir pendant environ 2 à 3 minutes, ou jusqu'à ce que l'oignon devienne translucide.

4. **Ajouter les Lentilles et les Épices :**

   - ◦ Ajoutez les lentilles rouges rincées, le cumin moulu et la coriandre moulue dans la marmite. Remuez pendant encore 2 minutes pour faire griller les lentilles et les épices.

5. **Ajouter les Poivrons Rouges Rôtis :**

   - ◦ Ajoutez les poivrons rouges rôtis hachés dans la marmite et mélangez bien avec les autres ingrédients.

6. **Verser le Bouillon de Légumes :**

   - ◦ Versez le bouillon de légumes à faible teneur en histamine, en vous assurant que les lentilles et les légumes sont bien immergés.

7. **Laisser Simmer :**

   - ◦ Portez le mélange à ébullition, puis

réduisez le feu, couvrez la marmite et laissez mijoter pendant environ 20 à 25 minutes, ou jusqu'à ce que les lentilles soient tendres.

8. **Mixer la Soupe :**

   - À l'aide d'un mixeur plongeant ou d'un mixeur de comptoir (par lots si nécessaire), mixez la soupe jusqu'à ce qu'elle soit lisse et crémeuse.

9. **Assaisonner et Servir :**

   - Remettez la soupe dans la marmite si nécessaire et réchauffez doucement. Assaisonnez selon le goût avec du sel et du poivre.

10. **Garnir (Optionnel) :**

    - Garnissez la soupe de feuilles de basilic frais avant de servir, si vous le souhaitez.

11. **Servir :**

    - Servez votre délicieuse soupe crémeuse de lentilles aux poivrons rouges rôtis immédiatement en bols, pour un repas réconfortant et faible en histamine.

Informations Nutritionnelles (Approximatives, par portion) :

- Calories : 220 kcal
- Protéines : 9g
- Glucides : 38g

- Fibres Alimentaires : 8g
- Sucres : 6g
- Lipides : 4g
- Lipides Saturés : 0.5g
- Cholestérol : 0mg
- Sodium : Varié selon le bouillon de légumes utilisé
- Potassium : 800mg

Recette : Salade de Thon à l'Avocat

Ingrédients : *Pour la Salade :*

- 2 boîtes (chacune de 5 onces) de thon à l'eau, égoutté
- 1 avocat mûr, coupé en dés
- 1/4 tasse d'oignon rouge, finement haché
- 1/4 tasse de céleri, finement haché
- 1/4 tasse de concombre, finement haché
- 1 cuillère à soupe de persil frais, haché (en option, pour la garniture)
- Mélanges de verdure (par exemple, épinards, roquette ou laitue) pour servir

Pour la Vinaigrette :

- 2 cuillères à soupe d'huile d'olive
- 1 cuillère à soupe de jus de citron
- Sel et poivre selon le goût

Instructions :

1. **Préparer la Salade de Thon :**

- Dans un grand saladier, combinez le thon égoutté, l'avocat coupé en dés, l'oignon rouge haché, le céleri et le concombre. Mélangez délicatement les ingrédients.

2. **Préparer la Vinaigrette :**

- Dans un petit bol séparé, fouettez l'huile d'olive et le jus de citron. Assaisonnez avec une pincée de sel et de poivre selon le goût.

3. **Assaisonner la Salade :**

- Arrosez la vinaigrette sur le mélange de salade de thon dans le grand bol. Mélangez doucement pour bien enrober tous les ingrédients de la vinaigrette.

4. **Garnir (Optionnel) :**

- Si vous le souhaitez, saupoudrez de persil frais sur la salade pour plus de fraîcheur et de saveur.

5. **Servir sur un Lit de Verdure :**

- Disposez un lit de verdure mélangée (épinards, roquette ou vos verdure préférées) sur des assiettes individuelles ou un plateau de service.

6. **Ajouter la Salade de Thon :**

- À l'aide d'une cuillère, répartissez la salade de thon à l'avocat sur le lit de verdure, en la divisant également entre les portions.

7. **Servir** :

- ◦ Servez votre salade de thon à l'avocat immédiatement en tant que repas rafraîchissant et riche en protéines.

Informations Nutritionnelles (Approximatives, par portion, pour la salade uniquement, sans les légumes verts) :

- Calories : 220 kcal
- Protéines : 20g
- Glucides : 7g
- Fibres Alimentaires : 4g
- Sucres : 1g
- Lipides : 14g
- Lipides Saturés : 2g
- Cholestérol : 25mg
- Sodium : 320mg
- Potassium : 600mg

Recette : Salade de Concombres et Carottes à la Vinaigrette au Citron

Ingrédients : *Pour la Salade :*

- 2 grands concombres
- 2 grandes carottes
- 1/4 tasse de feuilles de persil frais, hachées (en option, pour la garniture)

Pour la Vinaigrette au Citron :

- 2 cuillères à soupe de jus de citron frais
- 1/4 tasse d'huile d'olive extra vierge
- 1 gousse d'ail, hachée
- 1/2 cuillère à café de moutarde de Dijon (en option)
- Sel et poivre selon le goût

Instructions :

1. **Préparer la Vinaigrette au Citron :**
   - Dans un petit bol, mélangez le jus de citron frais, l'huile d'olive extra vierge, l'ail haché et la moutarde de Dijon (si utilisée). Fouettez jusqu'à ce que les ingrédients soient bien émulsionnés. Assaisonnez avec du sel et du poivre selon le goût. Mettez de côté.

2. **Préparer les Légumes :**
   - Lavez et pelez les concombres et les carottes.
   - À l'aide d'un éplucheur de légumes ou d'une spirale, créez des rubans ou des nouilles minces à partir des concombres et des carottes. Vous pouvez également les trancher finement à l'aide d'une mandoline ou d'un couteau si vous n'avez pas de spirale.

3. **Combinez les Concombres et les Carottes :**
   - Dans un grand saladier, combinez les

rubans de concombres et de carottes.

4. **Assaisonnez la Salade :**
   - Arrosez les rubans de concombres et de carottes avec la vinaigrette au citron. Remuez délicatement pour bien enrober les légumes de la vinaigrette.

5. **Refroidissez (Optionnel) :**
   - Pour une touche de fraîcheur supplémentaire, réfrigérez la salade pendant environ 15 à 30 minutes avant de servir.

6. **Garnissez (Optionnel) :**
   - Si vous le souhaitez, saupoudrez de persil frais haché sur la salade pour plus de couleur et de saveur.

7. **Servez :**
   - Servez votre salade de concombres et de carottes à la vinaigrette au citron en tant que plat d'accompagnement léger et rafraîchissant ou en entrée.

Informations Nutritionnelles (Approximatives, par portion) :

- Calories : 150 kcal
- Protéines : 2g
- Glucides : 8g
- Fibres Alimentaires : 3g
- Sucres : 4g
- Lipides : 12g

- Lipides Saturés : 2g
- Cholestérol : 0mg
- Sodium : 60mg
- Potassium : 360mg

Recette : Crevettes Grillées à l'Ail et au Citron

Ingrédients : *Pour les Crevettes :*

- 1 livre de grosses crevettes, pelées et déveinées
- 2 gousses d'ail, hachées
- Zeste d'1 citron
- 2 cuillères à soupe de jus de citron frais
- 2 cuillères à soupe d'huile d'olive
- Sel et poivre selon le goût
- Brochettes en bois (si vous utilisez des brochettes en bois, faites-les tremper dans l'eau pendant 30 minutes avant de les griller)

Pour la Garniture (Optionnelle) :

- Persil frais, haché
- Quartiers de citron

Instructions :

1. **Préchauffez le Grill :**

   - Préchauffez votre grill à feu moyen-élevé. Assurez-vous que les grilles sont propres et légèrement huilées pour éviter que les crevettes ne collent.

2. **Préparez les Crevettes :**

- Dans un bol, mélangez les crevettes pelées et déveinées avec l'ail haché, le zeste de citron, le jus de citron frais, l'huile d'olive, le sel et le poivre. Remuez pour bien enrober les crevettes avec la marinade. Laissez-les mariner pendant environ 15 à 20 minutes au réfrigérateur.

3. **Enfilez les Crevettes (si vous utilisez des brochettes) :**

   - Enfilez les crevettes marinées sur des brochettes en bois, en laissant un petit espace entre chaque crevette pour assurer une cuisson uniforme.

4. **Grillez les Crevettes :**

   - Placez les brochettes de crevettes directement sur le grill préchauffé. Faites griller pendant environ 2 à 3 minutes de chaque côté ou jusqu'à ce que les crevettes deviennent roses et légèrement grillées. Faites attention à ne pas trop cuire les crevettes, car elles peuvent devenir caoutchouteuses.

5. **Vérifiez la Cuisson :**

   - Les crevettes sont cuites lorsqu'elles sont devenues opaques avec une légère courbure. Évitez de trop les cuire, car les crevettes peuvent devenir dures si elles sont cuites trop longtemps.

6. **Garnissez (Optionnel) :**

   - Saupoudrez de persil frais haché sur les crevettes grillées pour plus de fraîcheur et de couleur. Servez avec des quartiers de citron sur le côté pour une saveur supplémentaire et zestée.

7. **Servez :**

   - Servez vos crevettes grillées à l'ail et au citron immédiatement en tant que plat savoureux et faible en histamine.

Informations Nutritionnelles (Approximatives, par portion) :

- Calories : 180 kcal
- Protéines : 23g
- Glucides : 2g
- Fibres Alimentaires : 0g
- Sucres : 0g
- Lipides : 9g
- Lipides Saturés : 1g
- Cholestérol : 170mg
- Sodium : 170mg
- Potassium : 200mg

Recettes de Dîner :

Recette : Cuisse de Poulet Rôtie aux Herbes

Ingrédients :

- 4 cuisses de poulet avec os et peau

- 2 cuillères à soupe d'huile d'olive
- 2 gousses d'ail, hachées
- 1 cuillère à soupe de feuilles de romarin frais, hachées
- 1 cuillère à soupe de feuilles de thym frais
- Sel et poivre selon le goût
- Quartiers de citron pour servir (en option)
- Persil frais, haché, pour la garniture (en option)

Instructions :

1. **Préchauffez le Four :**

   - Préchauffez votre four à 375°F (190°C).

2. **Préparez les Cuisses de Poulet :**

   - Asséchez les cuisses de poulet avec du papier absorbant. Cela permet à la peau de devenir croustillante lors de la cuisson. Assaisonnez des deux côtés avec du sel et du poivre.

3. **Mélangez les Herbes et l'Huile d'Olive :**

   - Dans un petit bol, mélangez l'huile d'olive, l'ail haché, le romarin haché et les feuilles de thym.

4. **Enrobez les Cuisses de Poulet :**

   - Badigeonnez les cuisses de poulet avec le mélange d'herbes et d'huile d'olive, en vous assurant qu'elles sont bien enrobées.

5. **Faites Rôtir les Cuisses de Poulet :**

   - Placez les cuisses de poulet assaisonnées, côté peau vers le haut, sur une plaque de cuisson ou dans un

> plat allant au four.

6. **Cuisson au Four Préchauffé :**

   ◦ Faites cuire les cuisses de poulet dans le four préchauffé pendant environ 30 à 35 minutes, ou jusqu'à ce que la peau soit croustillante et que la température interne atteigne 165°F (74°C). Les temps de cuisson peuvent varier selon votre four, alors utilisez un thermomètre à viande pour vous assurer qu'elles sont bien cuites.

7. **Vérifiez la Cuisson :**

   ◦ Percez la partie la plus épaisse d'une cuisse de poulet avec une fourchette ou un couteau. Si le jus est clair et qu'il n'y a pas de couleur rose, elles sont prêtes.

8. **Garniture (En Option) :**

   ◦ Si vous le souhaitez, garnissez les cuisses de poulet rôties de persil frais haché pour une explosion de couleur et de saveur.

9. **Servez :**

   ◦ Servez vos cuisses de poulet rôties aux herbes immédiatement, avec des quartiers de citron sur le côté pour une touche zestée supplémentaire.

Informations Nutritionnelles (Approximatives, par portion) :

   • Calories : 280 kcal

- Protéines : 22g
- Glucides : 1g
- Fibres Alimentaires : 0g
- Sucres : 0g
- Lipides : 21g
- Lipides Saturés : 5g
- Cholestérol : 120mg
- Sodium : Varie en fonction du sel utilisé
- Potassium : 240mg

Recette : Saumon et Riz au Cilantro

Ingrédients :

Pour le Saumon :

• 4 filets de saumon (6-8 onces chacun)
• 2 cuillères à soupe d'huile d'olive
• 2 gousses d'ail, hachées
• 1 cuillère à café de jus de citron frais
• Sel et poivre selon le goût
• Tranches de citron pour la garniture (en option)
• Feuilles de coriandre fraîche pour la garniture (en option)

Pour le Riz au Cilantro :

• 1 tasse de riz blanc à grains longs
• 2 tasses de bouillon de poulet ou de légumes à faible teneur en sodium (vérifiez la teneur en histamine)
• 1/2 tasse de feuilles de coriandre fraîche, hachées
• 1 cuillère à soupe de jus de citron vert frais
• Sel selon le goût

Instructions :

Pour le Saumon :

1. **Préchauffez le Four :**

   - Préchauffez votre four à 375°F (190°C).

2. **Préparez le Saumon :**

   - Asséchez les filets de saumon avec du papier absorbant. Placez-les sur une plaque de cuisson recouverte de papier parchemin ou légèrement graissée.

3. **Assaisonnez le Saumon :**

   - Dans un petit bol, mélangez l'huile d'olive, l'ail haché, le jus de citron frais, le sel et le poivre. Badigeonnez ou versez ce mélange uniformément sur les filets de saumon.

4. **Cuisson du Saumon :**

   - Cuisez le saumon dans le four préchauffé pendant environ 15 à 20 minutes, ou jusqu'à ce qu'il s'effiloche facilement à la fourchette et que la température interne atteigne 145°F (63°C).

5. **Garniture (En Option) :**

   - Si désiré, garnissez le saumon cuit de tranches de citron et de feuilles de coriandre fraîche juste avant de servir.

Pour le Riz au Cilantro :
6. **Rincez et Égouttez le Riz :**

   - Rincez le riz à l'eau froide jusqu'à ce que l'eau

soit claire. Égouttez bien.

7. **Cuisson du Riz :**

   - Dans une casserole moyenne, combinez le riz rincé et le bouillon de poulet ou de légumes. Portez à ébullition à feu vif.

8. **Réduisez le Feu et Laissez Simmer :**

   - Réduisez le feu à bas, couvrez et laissez mijoter pendant environ 15 à 18 minutes, ou jusqu'à ce que le riz soit tendre et ait absorbé tout le liquide.

9. **Ajoutez la Coriandre et le Citron Vert :**

   - Égrenez le riz cuit avec une fourchette, puis incorporez la coriandre fraîche hachée et le jus de citron vert frais. Assaisonnez selon le goût.

10. **Servez :**

- Servez vos filets de saumon rôti aux herbes aux côtés du riz infusé à la coriandre pour un repas savoureux et satisfaisant.

Informations Nutritionnelles (Approximatives, par portion, saumon et riz) :

- Calories : 450 kcal

- Protéines : 35g

- Glucides : 42g

- Fibres Alimentaires : 1g

- Sucres : 0g

- Lipides : 16g
- Lipides Saturés : 2.5g
- Cholestérol : 95mg
- Sodium : Varie en fonction du bouillon utilisé
- Potassium : 600mg

Recette : Sautés de Bœuf et Légumes

Pour la Marinade de Bœuf :

• 1 livre de bœuf finement tranché (comme du steak de flanc ou du bifteck)
• 2 cuillères à soupe de sauce soja à faible teneur en sodium ou de tamari (vérifiez la teneur en histamine)
• 1 cuillère à soupe de vin de riz ou de xérès sec
• 1 cuillère à café de fécule de maïs

Pour la Sauce du Sautés :

• 3 cuillères à soupe de sauce soja à faible teneur en sodium ou de tamari (vérifiez la teneur en histamine)
• 2 cuillères à soupe d'eau
• 1 cuillère à soupe de vinaigre de riz
• 1 cuillère à soupe de miel ou de sirop d'érable (ajustez selon le goût)
• 1 cuillère à café de fécule de maïs

Pour le Sautés :

• 2 cuillères à soupe d'huile végétale (comme de l'arachide ou du colza)
• 2 gousses d'ail, hachées
• 1 cuillère à soupe de gingembre frais, haché
• 1 tasse de fleurettes de brocoli
• 1 tasse de pois mange-tout ou de haricots verts
• 1 poivron, finement tranché
• 1 tasse de champignons tranchés
• Sel et poivre selon le goût

- Graines de sésame pour la garniture (en option)
- Riz cuit ou nouilles pour servir

Instructions :

Pour la Marinade de Bœuf :

1. **Préparez la Marinade de Bœuf :**

   - Dans un bol, mélangez le bœuf finement tranché avec 2 cuillères à soupe de sauce soja à faible teneur en sodium ou de tamari, 1 cuillère à soupe de vin de riz ou de xérès sec et 1 cuillère à café de fécule de maïs. Remuez pour bien enrober le bœuf. Laissez mariner pendant au moins 15 à 20 minutes pendant que vous préparez les autres ingrédients.

Pour la Sauce du Sautés :

2. **Préparez la Sauce du Sautés :**

   - Dans un autre bol, fouettez ensemble 3 cuillères à soupe de sauce soja à faible teneur en sodium ou de tamari, 2 cuillères à soupe d'eau, 1 cuillère à soupe de vinaigre de riz, 1 cuillère à soupe de miel ou de sirop d'érable (ajustez selon le goût) et 1 cuillère à café de fécule de maïs jusqu'à ce que le mélange soit bien homogène. Mettez de côté.

Pour le Sautés :

3. **Chauffez l'Huile :**

   - Chauffez l'huile végétale dans une grande poêle ou un wok à feu vif jusqu'à ce qu'elle soit chatoyante mais pas fumante.

4. **Faites Sauter l'Ail et le Gingembre :**

- Ajoutez l'ail haché et le gingembre haché dans l'huile chaude. Faites sauter pendant environ 30 secondes jusqu'à ce qu'ils dégagent leur parfum.

5. **Cuisson du Bœuf :**

   - Ajoutez le bœuf mariné à la poêle en une seule couche. Laissez-le cuire pendant environ 1 à 2 minutes d'un côté avant de le retourner. Continuez à cuire jusqu'à ce que le bœuf soit doré et cuit à votre niveau de cuisson préféré. Cela prend généralement 2 à 3 minutes. Retirez le bœuf cuit de la poêle et mettez-le de côté.

6. **Sauter les Légumes :**

   - Dans la même poêle, ajoutez les fleurettes de brocoli, les pois mange-tout (ou les haricots verts), le poivron finement tranché et les champignons tranchés. Faites sauter pendant environ 3 à 4 minutes jusqu'à ce que les légumes soient tendres-croustillants.

7. **Combinez le Bœuf et la Sauce :**

   - Remettez le bœuf cuit dans la poêle avec les légumes sautés. Versez la sauce du sauté préparée sur le bœuf et les légumes.

8. **Remuez et Épaississez :**

   - Remuez tout ensemble et laissez la

sauce épaissir pendant environ 1 à 2 minutes. Elle devrait bien enrober le bœuf et les légumes.

9. **Assaisonnez et Garnissez :**

   ◦ Assaisonnez le sauté avec du sel et du poivre selon le goût. Si vous le souhaitez, garnissez de graines de sésame.

10. **Servez :**

- Servez votre sauté de bœuf et de légumes chaud sur du riz cuit ou des nouilles. Savourez votre délicieux sauté à faible teneur en histamine !

Informations Nutritionnelles (Approximatives, par portion, sans riz ni nouilles) :

- Calories : 280 kcal
- Protéines : 25g
- Glucides : 18g
- Fibres Alimentaires : 3g
- Sucres : 6g
- Lipides : 12g
- Lipides Saturés : 2.5g
- Cholestérol : 50mg
- Sodium : Varie en fonction de la sauce soja ou du tamari utilisé
- Potassium : 620mg

Recette : Purée de Pommes de Terre aux Ciboulettes

Ingrédients :

• 4 grosses pommes de terre Russet, pelées et coupées en morceaux
• 4 cuillères à soupe de beurre non salé
• 1/2 tasse de lait entier ou une alternative sans produits laitiers (vérifiez la teneur en histamine)
• Sel et poivre selon le goût
• 2 cuillères à soupe de ciboulette fraîche, finement hachée
• Ciboulette supplémentaire pour la garniture (en option)

Instructions :

1. **Cuisson des Pommes de Terre :**

   ◦ Placez les pommes de terre pelées et coupées en morceaux dans une grande casserole et couvrez-les d'eau froide. Ajoutez une pincée de sel à l'eau. Portez l'eau à ébullition à feu vif. Réduisez le feu à moyen et laissez mijoter pendant environ 15 à 20 minutes, ou jusqu'à ce que les pommes de terre soient tendres et puissent être facilement percées avec une fourchette.

2. **Égouttez les Pommes de Terre :**

   ◦ Égouttez les pommes de terre cuites dans une passoire.

3. **Écrasez les Pommes de Terre :**

   ◦ Replacez les pommes de terre égouttées dans la casserole. À l'aide d'un presse-purée ou d'un batteur à main, écrasez les pommes de terre jusqu'à ce qu'elles soient lisses et sans grumeaux.

4. **Ajoutez le Beurre et le Lait :**

   ◦ Pendant que les pommes de terre sont encore chaudes, ajoutez le beurre non salé et le lait à la casserole. Remuez ou mélangez jusqu'à ce que le beurre soit fondu et que les pommes de terre soient crémeuses. Ajustez la quantité de lait pour obtenir la consistance souhaitée.

5. **Assaisonnez avec du Sel et du Poivre :**

   ◦ Assaisonnez la purée de pommes de terre avec du sel et du poivre selon le goût. N'oubliez pas de commencer avec une petite quantité de sel et d'ajuster selon vos besoins.

6. **Ajoutez les Ciboulettes :**

   ◦ Incorporez les ciboulettes fraîchement hachées pour parfumer la purée de pommes de terre. Réservez quelques brins de ciboulette pour la garniture si désiré.

7. **Garniture (En Option) :**

   ◦ Si vous le souhaitez, garnissez la purée de pommes de terre de ciboulette fraîche supplémentaire pour une touche de couleur et de saveur.

8. **Servez :**

   ◦ Servez votre purée de pommes

de terre crémeuse aux ciboulettes chaudes en accompagnement délicieux qui se marie bien avec une variété de plats principaux.

Informations Nutritionnelles (Approximatives, par portion) :

- Calories : 250 kcal
- Protéines : 4g
- Glucides : 37g
- Fibres Alimentaires : 3g
- Sucres : 2g
- Lipides : 10g
- Lipides Saturés : 6g
- Cholestérol : 25mg
- Sodium : Varie en fonction du sel ajouté
- Potassium : 850mg

Recette : Courge Spaghetti au Pesto de Basilic

Ingrédients :

Pour la Courge Spaghetti :
- 1 courge spaghetti de taille moyenne
- 2 cuillères à soupe d'huile d'olive
- Sel et poivre selon le goût

Pour le Pesto de Basilic :
- 2 tasses de feuilles de basilic frais, tassées
- 1/2 tasse de fromage Parmesan râpé (en option, à exclure si les produits laitiers sont limités)
- 1/2 tasse de pignons de pin ou de noix
- 2 gousses d'ail, hachées
- 1/2 tasse d'huile d'olive extra-vierge

- Sel et poivre selon le goût
- Jus de 1 citron (en option, pour une touche de fraîcheur supplémentaire)

Instructions :

Pour la Courge Spaghetti :

1. **Préchauffez le Four :**

   - Préchauffez votre four à 400°F (200°C).

2. **Préparez la Courge :**

   - Coupez la courge spaghetti en deux dans le sens de la longueur et retirez les graines et les membranes.

3. **Assaisonnez la Courge :**

   - Arrosez les côtés coupés des moitiés de courge d'huile d'olive et saupoudrez de sel et de poivre.

4. **Rôtissez la Courge :**

   - Placez les moitiés de courge, côté coupé vers le bas, sur une plaque de cuisson recouverte de papier parchemin ou dans un plat allant au four légèrement graissé. Rôtissez au four préchauffé pendant environ 35 à 45 minutes ou jusqu'à ce que la courge soit tendre et puisse être facilement percée avec une fourchette.

5. **Raclez la Courge :**

   - Retirez la courge rôtie du four et laissez-la refroidir légèrement. À l'aide d'une fourchette, grattez la chair de la courge en filaments semblables à des spaghettis. Placez les filaments dans un grand bol.

Pour le Pesto de Basilic :

6. **Préparez le Pesto :**

- Dans un robot culinaire, mélangez les feuilles de basilic frais, le fromage Parmesan râpé (si vous l'utilisez), les pignons de pin ou les noix, l'ail haché et une pincée de sel et de poivre.

7. **Mixez le Pesto :**

  ○ Pulsez les ingrédients tout en versant lentement l'huile d'olive extra-vierge jusqu'à ce que le pesto atteigne la consistance désirée. Vous pouvez le rendre plus lisse ou le laisser légèrement granuleux, selon vos préférences.

8. **Ajoutez le Jus de Citron (En Option) :**

  ○ Si vous le souhaitez, ajoutez le jus d'un citron au pesto et mélangez jusqu'à ce que le tout soit bien combiné. Cela ajoute une saveur vive et citronnée.

Assemblez le Plat :

9. **Combinez la Courge et le Pesto :**

- Mélangez les filaments de courge spaghetti rôtis avec le pesto de basilic maison jusqu'à ce qu'ils soient bien enrobés. Ajustez la quantité de pesto selon vos préférences.

10. **Servez :**

- Servez votre courge spaghetti au pesto de basilic chaud en tant qu'alternative délicieuse et à faible teneur en histamine aux plats de pâtes traditionnels.

Informations Nutritionnelles (Approximatives, par portion, sans les ingrédients facultatifs) :

- Calories : 250 kcal
- Protéines : 4g
- Glucides : 12g
- Fibres Alimentaires : 3g
- Sucres : 3g
- Lipides : 22g
- Lipides Saturés : 3.5g
- Cholestérol : 5mg
- Sodium : 150mg
- Potassium : 350mg

Recettes de Collations :

Recette : Houmous avec des Tranches de Concombre Frais

Ingrédients :

Pour l'Houmous :

- 1 boîte (15 onces) de pois chiches, égouttés et rincés (ou environ 1,5 tasse de pois chiches cuits)
- 1/4 tasse de tahini
- 2 cuillères à soupe de jus de citron
- 2 gousses d'ail, hachées
- 1/2 cuillère à café de cumin moulu
- 1/4 cuillère à café de sel, ou selon le goût
- 2-3 cuillères à soupe d'eau, au besoin

• 2 cuillères à soupe d'huile d'olive extra-vierge (pour la garniture)

• Paprika et feuilles de persil frais pour la garniture (en option)

Pour les Tranches de Concombre :

• 2 gros concombres, lavés et coupés en rondelles ou en bâtonnets

Instructions :

Pour l'Houmous :

1. **Préparez les Pois Chiches :**

   ◦ Si vous utilisez des pois chiches en conserve, égouttez-les et rincez-les abondamment. Si vous utilisez des pois chiches cuits, assurez-vous qu'ils sont bien cuits et ramollis.

2. **Combinez les Ingrédients :**

   ◦ Dans un robot culinaire, combinez les pois chiches, le tahini, le jus de citron, l'ail haché, le cumin moulu et le sel.

3. **Mélangez jusqu'à Obtenir une Consistance Lisse :**

   ◦ Traitez le mélange jusqu'à obtenir une consistance lisse et crémeuse. Si l'houmous est trop épais, ajoutez progressivement 2 à 3 cuillères à soupe d'eau pendant le traitement jusqu'à ce que vous obteniez la texture désirée.

4. **Goûtez et Ajustez :**

- Goûtez l'houmous et ajustez les assaisonnements. Vous pouvez ajouter plus de jus de citron, de sel ou de cumin selon vos préférences.

5. **Servez :**

- Transférez l'houmous dans un bol de service. Arrosez d'huile d'olive extra-vierge et garnissez de paprika et de feuilles de persil frais si vous le souhaitez.

Pour les Tranches de Concombre :

6. **Coupez les Concombres :**

- Lavez les concombres et coupez-les en rondelles ou en bâtonnets, selon vos préférences.

Pour Servir :

7. **Servez l'Houmous avec les Tranches de Concombre :**

- Disposez les tranches de concombre autour du bol d'houmous fait maison.

8. **Dégustez :**

- Servez votre houmous fait maison avec des tranches de concombre frais comme collation délicieuse et saine ou en apéritif.

Informations Nutritionnelles (Approximatives, par portion) :

- Calories : 150 kcal (pour l'houmous, hors concombres)

- Protéines : 5g
- Glucides : 14g
- Fibres Alimentaires : 4g
- Sucres : 2g
- Lipides : 9g
- Lipides Saturés : 1g
- Cholestérol : 0mg
- Sodium : 190mg
- Potassium : 190mg

Recette : Guacamole avec des Bâtonnets de Carotte

Ingrédients :

Pour le Guacamole :

• 3 avocats mûrs

• 1 petit oignon rouge, finement haché

• 2 gousses d'ail, hachées

• 1-2 tomates mûres, coupées en dés (retirez les graines pour un guacamole plus lisse)

• 1-2 piments verts frais (comme le jalapeño ou le serrano), finement hachés (ajustez selon votre préférence épicée)

• Jus de 2 citrons verts

• 1/4 tasse de feuilles de coriandre fraîche, hachées

• Sel et poivre selon le goût

Pour les Bâtonnets de Carotte :

• 4 à 6 carottes de taille moyenne, pelées et coupées en bâtonnets

Instructions :

Pour le Guacamole :

1. **Préparez les Avocats :**

   ◦ Coupez les avocats en deux, retirez

les noyaux et évidez la chair dans un bol.

2. **Écrasez l'Avocat :**

   - Écrasez la chair d'avocat avec une fourchette ou un presse-purée jusqu'à atteindre le niveau de crémeux souhaité. Certains préfèrent légèrement morcelé, tandis que d'autres le préfèrent plus lisse.

3. **Ajoutez les Ingrédients :**

   - Ajoutez l'oignon rouge finement haché, l'ail haché, les tomates coupées en dés, les piments verts hachés et le jus de citron vert frais à l'avocat écrasé.

4. **Mélangez et Assaisonnez :**

   - Mélangez doucement tous les ingrédients jusqu'à ce qu'ils soient bien combinés. Assaisonnez le guacamole avec du sel et du poivre selon votre goût. Ajustez le jus de citron vert et le sel selon vos préférences.

5. **Ajoutez la Coriandre :**

   - Incorporez les feuilles de coriandre hachées pour parfumer le guacamole de leur saveur fraîche.

Pour les Bâtonnets de Carotte :

6. **Préparez les Bâtonnets de Carotte :**

   - Lavez, pelez et coupez les carottes en

bâtonnets. Assurez-vous qu'ils sont d'une taille adaptée à la trempette.

Pour Servir :

7. **Servez le Guacamole avec les Bâtonnets de Carotte :**
   - Disposez les bâtonnets de carotte autour d'un bol de guacamole frais.

8. **Dégustez :**
   - Servez votre guacamole fait maison avec des bâtonnets de carotte pour une collation ou un apéritif nutritif et satisfaisant.

Informations Nutritionnelles (Approximatives, par portion) :

- Calories : 150 kcal (pour le guacamole, hors bâtonnets de carotte)
- Protéines : 2g
- Glucides : 11g
- Fibres Alimentaires : 7g
- Sucres : 2g
- Lipides : 13g
- Lipides Saturés : 2g
- Cholestérol : 0mg
- Sodium : 10mg
- Potassium : 570mg

Recette : Parfait aux Baies Fraîches

Ingrédients :

• 1 tasse de yaourt sans produits laitiers (par exemple, yaourt d'amande, de noix de coco, ou de soja)
• 1 tasse de baies fraîches mélangées (par exemple, fraises, myrtilles, framboises)
• 1/4 tasse de granola (assurez-vous qu'il correspond à vos besoins alimentaires)
• 1 cuillère à soupe de miel ou de sirop d'érable (en option, pour la douceur)
• Feuilles de menthe fraîche pour la garniture (en option)

Instructions :

1. **Préparez les Baies :**

   ◦ Lavez et séchez délicatement les baies fraîches. Si vous utilisez des fraises, retirez les tiges et coupez-les.

2. **Sucrez le Yaourt (En Option) :**

   ◦ Si vous préférez que votre yaourt soit plus sucré, vous pouvez verser du miel ou du sirop d'érable dans le yaourt sans produits laitiers et remuer jusqu'à obtenir un mélange homogène. Ajustez la douceur selon votre goût.

3. **Superposez le Parfait :**

   ◦ Dans un verre ou un bol de service, commencez par ajouter une couche de yaourt sans produits laitiers au fond. Utilisez environ un quart du yaourt.

4. **Ajoutez les Baies :**

   ◦ Ajoutez une couche de baies fraîches mélangées sur le yaourt. Utilisez environ un quart des baies.

5. **Saupoudrez de Granola :**

   - Saupoudrez une couche de granola sur les baies. Utilisez environ un quart du granola.

6. **Répétez les Couches :**

   - Répétez le processus de superposition en commençant par une autre couche de yaourt, suivie des baies, puis du granola. Continuez jusqu'à épuisement des ingrédients.

7. **Garnissez (En Option) :**

   - Si vous le souhaitez, garnissez le dessus de votre parfait aux baies fraîches avec quelques baies supplémentaires et quelques feuilles de menthe fraîche pour une touche de couleur et de fraîcheur.

8. **Servez :**

   - Servez votre parfait aux baies fraîches sans produits laitiers immédiatement comme petit-déjeuner ou collation nutritive et satisfaisante.

Informations Nutritionnelles (Approximatives, par portion) :

- Calories : 300 kcal
- Protéines : 6g
- Glucides : 52g

- Fibres Alimentaires : 6g
- Sucres : 26g
- Lipides : 10g
- Lipides Saturés : 2g
- Cholestérol : 0mg
- Sodium : Varie en fonction du yaourt et du granola utilisés
- Potassium : Varie en fonction des baies utilisées

Recette : Galettes de Riz au Beurre de Graines de Tournesol

Ingrédients :

- 4 galettes de riz (assurez-vous qu'elles correspondent à vos besoins alimentaires)
- 4 cuillères à soupe de beurre de graines de tournesol (ou tout autre beurre de noix/graine de votre choix)
- Tranches de fruits frais (par exemple, banane, pomme, ou baies) pour garnir (en option)
- Miel ou sirop d'érable pour arroser (en option, pour la douceur)

Instructions :

1. **Préparez les Galettes de Riz :**
   - Placez les galettes de riz sur une surface propre ou une assiette.

2. **Étalez le Beurre de Graines de Tournesol :**
   - À l'aide d'un couteau à beurre ou d'une cuillère, étalez environ 1 cuillère à soupe de beurre de graines de tournesol uniformément sur chaque galette de riz.

3. **Ajoutez des Tranches de Fruits (En Option) :**

   ◦ Si vous le souhaitez, ajoutez des tranches de fruits frais, comme des bananes, des pommes, ou des baies, sur les galettes de riz couvertes de beurre de graines de tournesol. Cela ajoute une douceur naturelle et une saveur supplémentaire.

4. **Arrosez de Miel ou de Sirop d'Érable (En Option) :**

   ◦ Pour plus de douceur, arrosez une petite quantité de miel ou de sirop d'érable sur les galettes de riz avec du beurre de graines de tournesol et des fruits. Ajustez la douceur selon vos préférences.

5. **Servez :**

   ◦ Servez vos galettes de riz avec beurre de graines de tournesol comme une collation rapide, nutritive et personnalisable, ou comme un repas léger.

Informations Nutritionnelles (Approximatives, par portion - 1 galette de riz avec 1 cuillère à soupe de beurre de graines de tournesol) :

- Calories : 100 kcal (sans fruit ni édulcorant)
- Protéines : 3g
- Glucides : 7g
- Fibres Alimentaires : 1g
- Sucres : 0g (sans édulcorant)

- Lipides : 7g
- Lipides Saturés : 1g
- Cholestérol : 0mg
- Sodium : Varie en fonction de la galette de riz et du beurre de graines de tournesol utilisés
- Potassium : Varie en fonction des garnitures utilisées

Recette : Rouleaux de Concombre au Dinde et à l'Avocat

Ingrédients :

- 1 gros concombre
- 4 à 6 tranches de dinde cuite (assurez-vous qu'elle correspond à vos besoins alimentaires)
- 1 avocat mûr, coupé en fines tranches
- 1/2 citron, pressé
- Sel et poivre, selon le goût
- Feuilles de aneth ou de basilic frais pour la garniture (en option)

Instructions :

1. **Préparez le Concombre :**

   - Lavez le concombre et coupez les deux extrémités. À l'aide d'une mandoline ou d'un épluche-légumes, tranchez le concombre dans le sens de la longueur pour obtenir des bandes minces et larges. Visez des tranches d'environ 1/8 de pouce d'épaisseur.

2. **Préparez l'Avocat :**

   - Coupez l'avocat mûr en fines

lamelles. Arrosez les lamelles d'avocat de jus de citron pour éviter qu'elles ne brunissent. Assaisonnez avec une pincée de sel et de poivre selon votre goût.

3. **Assemblez les Rouleaux :**

   - Disposez une tranche de concombre sur une surface de travail propre. Placez une tranche de dinde cuite dessus, suivie d'une tranche d'avocat. Assurez-vous que la dinde et l'avocat sont positionnés à une extrémité de la tranche de concombre.

4. **Enroulez le Concombre :**

   - Enroulez soigneusement la tranche de concombre, en commençant par l'extrémité avec la dinde et l'avocat. Roulez fermement mais délicatement pour maintenir la garniture en place. Vous pouvez fixer le rouleau avec un cure-dent si nécessaire.

5. **Répétez le Processus :**

   - Continuez à assembler des rouleaux avec les tranches de concombre restantes, la dinde et l'avocat, jusqu'à ce que vous ayez réalisé autant de rouleaux que souhaité.

6. **Garnissez (En Option) :**

   - Si vous le souhaitez, garnissez vos rouleaux de concombre avec des feuilles de aneth ou de basilic frais pour plus de saveur et de présentation.

7. **Servez :**

   ◦ Servez vos rouleaux de concombre avec dinde et avocat comme apéritif rafraîchissant et faible en glucides, collation ou repas léger.

Informations Nutritionnelles (Approximatives, par portion - 2 rouleaux) :

- Calories : 120 kcal
- Protéines : 7g
- Glucides : 6g
- Fibres Alimentaires : 4g
- Sucres : 1g
- Lipides : 8g
- Lipides Saturés : 1g
- Cholestérol : 15mg
- Sodium : Varie en fonction de la dinde utilisée
- Potassium : 360mg

CONCLUSION

En clôture de cette exploration approfondie du régime alimentaire dans la gestion du syndrome d'activation des mastocytes, nous nous retrouvons à la croisée des chemins, armés de connaissances précieuses et d'outils concrets pour façonner notre bien-être quotidien. Ce périple a été un voyage éducatif et transformateur, dévoilant les liens puissants entre notre assiette et notre santé dans le contexte complexe du MCAS.

Au fil des chapitres, nous avons examiné de près les mécanismes intérieurs du syndrome d'activation des mastocytes, décortiquant les nuances de cette condition souvent méconnue. Nous avons navigué à travers les dédales de la nutrition, dévoilant des stratégies alimentaires adaptées et des choix éclairés pour atténuer les symptômes débilitants.

Il est crucial de se rappeler que la gestion du MCAS est un voyage continu, et ce livre ne marque pas la fin, mais plutôt le commencement d'une prise de contrôle active de notre bien-être. En concluant cette œuvre, je vous encourage à embrasser ces connaissances nouvellement acquises comme des outils puissants, à intégrer ces principes nutritionnels dans votre quotidien et à adapter ces stratégies à votre propre expérience individuelle.

Souvenez-vous, la clé réside dans l'équilibre, la patience et la persévérance. La gestion du syndrome d'activation des mastocytes à travers le régime alimentaire est un processus évolutif, et chaque petit pas compte. Puissiez-vous utiliser ces informations comme une boussole pour orienter vos choix alimentaires vers un bien-être optimal.

Que ce livre serve de ressource continue, de guide rassurant et d'inspiration constante dans votre parcours vers une vie épanouissante malgré les défis du MCAS. La santé et le bonheur sont des compagnons de route précieux, et en intégrant consciemment ces enseignements dans votre vie quotidienne, je suis convaincu que vous pouvez tracer un chemin vers un avenir plus sain et plus équilibré.

Au plaisir de voir ces conseils prendre racine dans votre vie, je vous souhaite le meilleur dans votre quête de bien-être et d'épanouissement continu. Merci de m'avoir accompagné dans cette exploration, et que votre chemin vers une vie saine soit enrichi et gratifiant. Bonne continuation dans votre voyage vers une santé florissante et une vie pleine de vitalité.